ffmann.

L'HOMŒOPATHIE

ET

LA VIEILLE MÉDECINE,

Par le docteur Achille HOFFMANN.

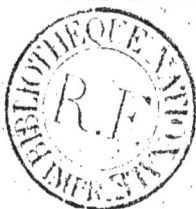

Vous tous qui avez horreur du progrès,
ce n'est point pour vous que j'écris.

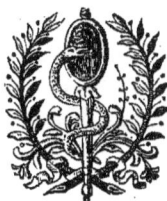

Paris.

Chez l'AUTEUR, *rue de la Victoire (prolongée)*, *88;*
Et chez APPERT fils et VAVASSEUR, *éditeurs, passage du Caire, 54.*

—

1850.

PRÉFACE.

C'est encore pour les gens du monde que j'écris, c'est pour eux seuls que j'écrirai toujours. Mon but est la propagande homœopathique, je veux répandre la vérité en médecine dans toutes les classes de la société ; trop longtemps, faute de mieux, il a fallu subir le joug redoutable de l'ancienne routine, il est temps que le flambeau de notre science nouvelle dissipe les épaisses ténèbres au milieu desquelles errent encore les gens de l'art. Que m'importe le blâme ou la colère de confrères malveillants ou irréfléchis, moi qui ai la conscience de mes bonnes intentions, du bien que j'ai déjà opéré en suivant cette marche, et du fruit que finiront par tirer de ma persévérance ceux qui ont tant d'intérêt à connaître la vérité !

En 1842, cédant, contre mon opinion, à des conseils d'amis ; je fis remettre à dix-huit cent soixante-douze médecins exerçant à Paris, une brochure dont j'avais prévu le résultat : elle avait pour titre : *Lettre aux Médecins français sur l'Homœopathie !* J'avais réuni dans un cadre très étroit tout ce qui pouvait fixer l'attention d'hommes consciencieux et avides de progrès. Trois allopathes seulement m'écrivirent des lettres polies pour me remercier d'une communication qui leur avait fait plaisir, et deux autres me renvoyèrent ma brochure, par la poste, avec accompagnement des plus grossières injures. Telle fut ma récompense d'un travail entrepris dans l'intérêt de la science et de l'humanité !

Persuadé plus que jamais qu'il y a folie à vouloir dessiller les yeux de gens qui ont résolu de ne point voir ; je ne m'occuperai plus, à l'avenir, des sectateurs de la vieille médecine, excepté pour signaler leurs erreurs et le danger de leur pratique. Sans cesse je ferai de nouveaux efforts pour détruire l'influence pernicieuse de nos ennemis sur les malheureux malades qu'ils cherchent à éloigner de nous par tous les moyens possibles. De tout ce que je dirai naîtra, j'espère, cette conviction : que l'homœopathie, telle qu'elle est aujourd'hui, l'emporte beaucoup sur toutes les méthodes curatives proposées ou suivies jusqu'à ce jour, et qu'un médecin homœopathe même de second ordre, peut rendre de plus grands services à l'humanité que le plus savant professeur de la Faculté !

Qu'est-ce que l'Homœopathie

Perfectionnez-la, mais n'essayez pas de la remplacer.

Je pense que le nom que l'on donne à une découverte nouvelle peut avoir une grande influence sur son avenir. Je regarde donc comme très fâcheux, pour la propagation de la vraie médecine, que son auteur, se laissant aller à une pensée de savant, ait donné à sa précieuse découverte un nom scientifique, inintelligible pour la masse des lecteurs qui ne savent pas le grec, et qui, de plus, offre un aliment inutile à la controverse et à la critique. Si donc on me demande ce que c'est que l'homœopathie, je répondrai : c'est la science incontestable des spécifiques, c'est l'œuvre du plus beau génie qui ait illustré la médecine, c'est le plus grand bienfait dont un mortel ait gratifié l'humanité. Avant les magnifiques travaux d'Hahnemann, le hasard, en vingt siècles, avait fait découvrir seulement quatre ou cinq spécifiques qui étaient l'orgueil de la médecine ; le Fondateur de l'homœopathie et ses disciples ont doté l'espèce humaine, en un demi-siècle, de trois cents remèdes simples, constituant autant de spécifiques capables de combattre et de guérir les innombrables symptômes morbides qui peuvent affecter notre débile nature. La nouvelle science médicale offre toute garantie au médecin consciencieux qui emprunte son secours. Dans tous les cas où elle est appliquée convenablement, elle offre une certitude presque mathématique de rétablir la santé d'une manière prompte, sûre et douce. Si l'homœopathe vient à se tromper dans le choix des médicaments qu'il administre, aucun effet n'est produit, parce que cette substance n'étant pas en rapport avec l'organe malade sur lequel seul elle aurait pu agir, même à la plus faible dose, elle ne peut gravement affecter un organe sain dont la sensibilité est infiniment moindre que celle d'un organe malade. Quel avantage cette sécurité ne donnet-elle pas sur la vieille médecine, juste objet d'épouvante pour ceux qui sont obligés d'y recourir, source de désappointements et de déboires pour les gens de l'art qui espèrent tirer de leurs ingrates études, des succès, de la confiance chez leurs clients, autre chose enfin que de l'argent!

Vous tous, vrais amis de la science et de l'humanité, qui ne pouvez supposer que la médecine soit destinée à rester éternellement dans l'état d'incertitude et d'insignifiance où elle languit depuis tant de siècles, constatez avec bonne foi nos succès, réjouissez-vous, en apprenant les inépuisables ressources de l'homœopathie, et ne vous entêtez plus à conserver jusqu'au terme fatal ces malheureux malades pour lesquels vous ne connaissez que trop l'insuffisance de votre art.

—

Qu'est-ce que l'ancienne médecine?

La Médecine est un labyrinthe d'où Hahnemann est sorti le premier.

Il me serait bien plus facile de dire ce que ce n'est pas, que d'indiquer ce que c'est. Cependant, sans chercher une définition qui me paraît trop difficile à trouver, je dirai que c'est un recueil d'observations plus ou moins justes, d'indications à remplir plus ou moins incertaines, de préceptes plus ou moins erronés formant un tout qui constitue la science du médecin, et dont il parvient, parfois, à faire un usage utile à ses semblables s'il est doué d'un instinct malheureusement trop rare, que le travail ne donne pas, et qui fait la principale différence entre l'homme habile et le routinier. Les armes dont le médecin ordinaire doit se servir, sont aussi dangereuses qu'infidèles: aussi le voit-on toujours, doutant des résultats, n'attaquer, qu'en tremblant, des cas graves dont il ne veut pas garder seul la responsabilité, et qu'il a soin de faire partager à quelques confrères en renom. Suit-il de là que l'ancienne médecine n'ait rendu et ne rende aucun service à l'humanité?

loin de moi cette pensée aussi fausse qu'injuste; trop de faits prouvent le contraire; cependant, je ne puis rien comprendre à l'entêtement aveugle de praticiens qui aiment mieux languir au sein du doute que d'acquérir une conviction. Il n'est peut-être pas un cas grave où un médecin, même habile, puisse affirmer une guérison, ni même fixer aucun délai au traitement qu'il compte prescrire et qui n'est presque jamais sans inconvénients plus ou moins graves pour la santé future du malade. Citons un exemple:

La saignée est sans contredit le moyen thérapeutique qui a donné le plus de partisans à la vieille médecine à cause de son effet immédiat, et comme il ne faut pas grand génie pour son application au traitement de toutes les maladies, il en résulte que *saigneurs et saignés* se montrent ordinairement enthousiastes de ce moyen qu'ils appellent héroïque, et dont on fait une panacée universelle. Il n'est pour ainsi dire pas une affection contre laquelle on ne recoure à ce dangereux mode de traitement dont les gens du monde n'apprennent ordinairement que trop tard les fâcheuses conséquences. Je conçois parfaitement qu'on ait employé jusqu'à ce jour la saignée faute de mieux; sans son secours les malades seraient morts dans bien des circonstances; mais maintenant que l'homœopathie rend cette dangereuse médication complètement inutile, on est surpris de voir des praticiens, qui passent pour consciencieux, continuer d'y recourir, quoiqu'ils sachent, par expérience, qu'elle altère profondément la constitution et détermine, à la longue, des hydropisies mortelles.

J'ai chez moi, depuis dix-sept ans, un cocher qui avait servi pendant seize ans le docteur Regnault, médecin de l'hôpital du Gros-Caillou, où il ne ménageait pas les émissions sanguines; cet homme, robuste, replet, très coloré, sujet aux étourdissements et aux épistaxis, ne manquait jamais d'être saigné deux ou trois fois par an. Il dormait sur son siège, malgré tous ses efforts; quatre doses de globules homœopathiques l'empêchèrent, pendant trois ans, d'être tourmenté par le sang. Après ce temps, il retomba dans les symptômes que j'avais fait disparaître; il eut encore de la somnolence, des étourdissements et des hémorrhagies par le nez. Je répétai le médicament qu'il avait pris trois ans auparavant.

Depuis lors, il s'est porté parfaitement et n'a eu besoin d'aucun autre traitement. Que mes lecteurs retiennent donc qu'il n'existe pas un seul cas où la saignée ait été jugée autrefois nécessaire qui ne soit plus sûrement guéri par les remèdes homœopathiques.

Pour constater de la manière la plus évidente l'impuissance de l'allopathie, il suffit de jeter les yeux sur les résultats qu'ont obtenus ses sectateurs dans le traitement du choléra en 1832 : pas une guérison qui leur soit raisonnablement attribuable; partout des prescriptions faites au hasard; les uns se renferment dans une prétendue médecine rationnelle ou physiologique, d'autres emploient les moyens les plus baroques et les plus variés, et malgré ces essais infructueux, Paris voit succomber jusqu'à dix-sept cents personnes en un jour! Que faisaient alors les homœopathes? Sur les divers points du globe, tous tombaient d'accord sur le petit nombre de leurs médicaments capables d'arrêter le fléau; et dix-huit malades sur vingt leur devaient leur salut, quand ils les consultaient dans les premières heures de l'invasion. Les médecins de l'ancienne école n'aiment point qu'on parle du choléra, je le conçois, cette page de leur histoire n'est pas brillante; ils allèguent pour leur défense, l'étrangeté et l'impétuosité du mal qui les avait pris au dépourvu. Nous verrons s'ils ont été plus habiles en 1849; en attendant, passons à une autre affection qu'ils ont eu le temps d'étudier à loisir, et qui continue d'enlever le cinquième de l'espèce humaine : tous mes lecteurs nomment déjà la phthisie pulmonaire. J'ai entendu plusieurs professeurs de l'école confesser naïvement à leurs élèves que, même au premier degré de cette terrible maladie, ils ne voyaient rien à faire pour la combattre. Tel est, en effet, le déplorable traitement usité dans la pratique ordinaire, qu'un phthisique qui s'abandonne à la nature et se nourrit convenablement et se promène à l'air pur, vit toujours trois ou quatre mois de plus qu'un autre, malade au même degré, mais qui, moins bien inspiré, réclame les secours de la médecine routinière.

Guérissez-vous donc tous les phthisiques, Messieurs les homœopathes, nous dirat-on? Non, certes, nous ne sommes point encore arrivés à ce beau résultat, mais nous en arrachons un grand nombre à la mort, quand ils réclament nos soins avant que les forces vitales soient épuisées, et surtout quand l'allopathie n'a pas ajouté ses ravages à ceux de la maladie. Les revers que je signale sont incontestables; chaque jour ils se répètent aux yeux de tous, et cependant chaque jour sont appelées au chevet du moribond dans l'opulence, deux ou trois célébrités médicales qui n'ont jamais guéri la phthisie, et ces imperturbables célébrités consentent sans cesse à venir assister à des enterrements plutôt que de conseiller l'homœopathie.

Il était réservé au génie saxon d'arracher l'espèce humaine aux Purgon et aux Sangrado modernes. Grâce à lui, la science médicale a fait aussi un pas immense, mais entre les mains seulement des médecins avides de progrès, car les allopathes en sont toujours au même point. Quel serait l'étonnement de Molière s'il revenait parmi nous! il ne pourrait en croire ses yeux ni ses oreilles : Eh quoi! s'écrierait-il, *saignare, purgare, clysterium donare*, c'est encore là votre devise! Etes-vous donc, Messieurs de la Faculté, plus incurables que vos malades mêmes? Que m'a servi d'ouvrir les yeux de mes lecteurs sur vos exploits! je trouve toujours les mêmes insignes sur vos bannières! O *Hahnemann*, je m'incline devant ta grande ombre, toi seul forceras ces immobiles à marcher.

—

Ligue des Allopathes.

Nous mettrons tant d'acharnement que nous lasserons leur courage.

Quand une corporation puissante et dont l'influence se fait sentir sur toutes les classes de la société, a un intérêt prononcé à ce qu'une vérité ne vienne point détruire le prestige et les avantages de sa position acquise, cette vérité, quelle qu'elle soit, éprouve les plus grands obstacles à se faire jour. Personne plus que moi n'a apprécié la force de cette résistance compacte qui s'accroît à proportion des progrès que l'homœopathie fait dans l'opinion, et mon courage aurait peut-être chancelé, à l'idée de tant de difficultés à vaincre, si aux cris de rage de nos ennemis je n'avais pu opposer que ma seule voix; mais il est heureusement loin de nous ce temps où la vérité devait séjourner dans la poitrine de l'apôtre, dès qu'il n'avait plus la force de l'émettre! L'imprimerie et la publicité me viennent en aide, j'en userai donc autant qu'il sera nécessaire pour contrebalancer les efforts de nos détracteurs ; je leur laisse la mauvaise foi et le mensonge ; de telles armes leur sont utiles pour défendre leur triste position. Un homœopathe n'en appelle qu'aux faits, sa science est une loi naturelle ; connue seulement depuis soixante ans, elle est vraie de toute éternité et ne finira qu'avec le monde.

La manière dont je qualifie la conduite de nos ennemis paraît peut-être sévère, mais je vais faire voir qu'il n'y a rien de trop dans mes expressions, car tous les moyens leur sont bons, quand ils leur donnent l'espérance de nous anéantir.

En 1832, l'*homœopathie* donne signe de vie à Paris ; les allopathes se réunissent pour l'étouffer dès son berceau : ils représentent cette nouvelle médecine comme un rêve creux, une folie de l'Allemagne, l'œuvre du charlatanisme le plus effréné. D'abord, ils n'emploient pour nous repousser que l'arme terrible du ridicule qu'ils regardent comme suffisante. Cependant, malgré cette marche adoptée, nous faisons des progrès dans l'opinion. Connaissant la faiblesse, la pusillanimité de certains malades, ils leur inspirent une terreur sur laquelle ils comptent, en disant que les homœopathes n'emploient que les poisons les plus affreux, et que les personnes qu'ils sont censés avoir guéri sont frappées peu après de mort subite.

Jusqu'alors, les princes de la médecine voulant sans doute passer pour infaillibles, ne gardaient jamais leurs malades jusqu'au bout. Quand ils les voyaient baisser rapidement, ils se retiraient quelques jours avant le moment fatal qu'ils avaient soin d'annoncer, afin que le malheureux patient succombât dans des mains subalternes. De temps en temps ces délaissés de la vieille médecine recouraient en désespoir de cause à la nouvelle, et quand nous les guérissions, leur cure rendait de grands services à la cause homœopathique. Nos adversaires ont apprécié les conséquences de tels succès, et maintenant, en aucun cas, ils ne renoncent à un malade. Au contraire, ils ne manquent point d'entretenir chez les familles une sécurité qu'ils ne partagent nullement, heureux de nous empêcher ainsi le plus qu'ils peuvent, de faire ressortir la su-

périorité énorme de notre doctrine médicale sur leur science infidèle.

En 1835, l'autorité consulte l'Académie de médecine pour savoir s'il est convenable d'accorder aux homœopathes des hôpitaux et des dispensaires. Cette décision était pour l'ancienne médecine une question de vie ou de mort ; les allopathes en prévoient toute la portée ; ils frémissent à l'idée de nos inévitables succès que des milliers de bouches vont publier partout ; ils voient déjà leurs déplorables hôpitaux se vider pour encombrer les nôtres ; ils connaissent la répugnance invincible des malades pour ces redoutables asiles dans lesquels ils ne se laissent ordinairement porter qu'après avoir épuisé leurs dernières ressources, parce qu'ils repoussent une médecine qui ne ménage point les forces vitales et les met si longtemps hors d'état de pourvoir à leurs besoins. Prévoyant donc toutes les conséquences d'une concession d'hôpitaux aux homœopathes, nos philanthropes académiciens se liguent pour empêcher l'œuvre du génie d'Hahnemann de venir en aide aux malheureux. La question sera facilement décidée, ces messieurs sont juges et partie ; pas un homœopathe n'est appelé au sein de la docte assemblée pour soutenir sa doctrine et éclairer la discussion. Trois séances sont employées à cet acte d'obscurantisme médical, et des hommes qui jouissent de l'estime générale, ne craignent point de se dégrader par un rapport souillé des plus infâmes mensonges pour arriver à leur but.

L'autorité, sur la lecture du rapport de l'académie, n'accorde ni hôpitaux, ni dispensaires aux homœopathes ; mais plusieurs d'entre eux se réunissent pour fonder des dispensaires à leurs frais où les pauvres abondent et recueillent les bienfaits de l'homœopathie. Malheureusement on ne peut les loger faute de lits et de fonds nécessaires. A dater de ce fameux rapport, les allopathes, à l'aide de leurs journaux de médecine, s'entendent pour trouver le moyen le plus sûr pour perdre l'homœopathie ; depuis lors, ils ne cherchent plus à guerroyer avec les homœopathes, ne parlent même jamais de cette médecine ; et si quelqu'un les interroge sur ce sujet, ils répondent, avec aplomb, *qu'il n'en est plus question, que cette absurdité a duré quelques mois seulement, et a disparu de la scène du monde comme on devait s'y attendre....* Vous êtes sujets aux illusions, messieurs les allopathes, vos désirs, vous les prenez pour des faits accomplis, et de même que vous croyez souvent avoir guéri vos malades, de même aussi vous vous figurez nous avoir tués. Cependant, vous ne vous acharnez que sur les vivants, vous laissez ordinairement vos morts tranquilles ; pourquoi cette préférence marquée en faveur de l'homœopathie, dites donc aussi pour elle comme pour ceux que vous n'avez pu sauver : *terre sois lui légère*, et ne vous en préoccupez plus.

—

Aveuglement des Allopathes.

Pardonnez-leur, Seigneur, car ils
ne savent ce qu'ils font.

On ne sait que penser de l'acharnement des médecins allopathes contre l'homœopathie. On les croirait poussés par une sorte de fatalité qui leur fait rejeter, sans examen, la découverte la plus précieuse pour l'humanité, et accepter au contraire avec enthousiasme ce qu'il y a de plus pernicieux pour l'espèce humaine.

Quel n'a pas été et quel n'est point encore l'engouement de la tourbe routinière des médecins, pour le déplorable système de Broussais! lancettes, sangsues, ventouses scarifiées, rivalisaient d'activité pour priver plus rapidement les malheureux malades du principe vital. Ces habiles praticiens retiraient l'huile de la lampe pour qu'elle allât mieux. Les gens du monde se soumettaient aveuglément à ce traitement homicide, et pour paraître à leurs yeux un médecin consommé, il suffisait de connaître la veine qu'il faut piquer, de distinguer la tête de la queue d'une sangsue, et de savoir la quantité de gomme arabique nécessaire pour une carafe d'eau gommée, liquide indispensable pour éteindre la redoutable inflammation.

L'académie de médecine qui poursuit de son anathème toute espèce de remède secret qui lui est présenté quel que puisse être d'ailleurs son mérite, accorde le prix Monthyon au docteur ***** pour le traitement des scrofules par l'iode. Les sujets censés guéris par ce redoutable poison, meurent presque tous de la *phthisie pulmonaire et d'affection des voies digestives : l'atrophie des mammelles, l'impuissance, une mort prématurée* sont la perspective de ceux qui sont soumis à ce fatal traitement, et cependant, les moutons de la médecine suivent machinalement la route tracée par leur chef de file ; de même que sans la moindre chance de succès, ils empoisonnent quotidiennement *les cancéreux* avec *l'extrait de ciguë* qui n'a jamais guéri personne, et qu'ils cautérisent *les ulcérations* et certaines *éruptions* avec le *nitrate d'argent*, quoique ces symptômes apparents demandent évidemment un traitement interne au lieu d'un agent répercusif.

La compression des glandes engorgées, traitement qu'il semble impossible d'attribuer à un médecin, est admise par un grand nombre de praticiens qui ne font rien pour détruire la cause de la maladie, et ne tardent pas à déterminer la formation d'un cancer. D'où il suit qu'on peut à peu près juger du mérite d'une découverte en médecine par la fureur avec laquelle les gens de l'art la poursuivent, et du danger que présente telle ou telle autre, par l'adoption immédiate qu'ils n'hésitent point à en faire.

Plusieurs savants de l'académie n'admettent plus pour le moment la contagion de la peste ; le virus de la syphilis (1) et de la gale ne sont plus à leurs yeux que des chimères ; heureux, si d'un jour à l'autre, la suppression des lazarets que ces grands hommes méditent, ne ramène point la peste à Marseille. Quant aux virus que ces Messieurs traitent maintenant, avec une espèce de dédain, chaque jour ils sont répercutés par les traitements les plus pernicieux; aussi les voit-on donner naissance à toutes les maladies chroniques que l'Homœopathie seule parvient à guérir, tandis qu'elles font le désespoir de la médecine vulgaire.

Comment se fait-il que les Allopathes qui ne peuvent manquer d'avoir la conscience de leur faiblesse, s'opposent autant qu'ils peuvent à l'admission d'un progrès immense dans l'art de guérir ? *Le mieux est l'ennemi du bien*, diront-ils peut-être ; c'est quelquefois vrai, mais qu'a de commun le *chaos médical avec le bien?*

(1) Ce n'est point ici le lieu de parler de cette maladie que l'homœopathie guérit facilement et sans récidive, car j'ai traité cet important sujet dans une brochure spéciale.

Un parti pris.

Je ne veux point lire ce qui me démontrerait mon erreur; car je serais forcé de l'abjurer.

L'homœopathie et la vieille médecine sont aux prises; lutte bien inégale sans doute, s'il s'agit du nombre des combattants rangés sous l'une et l'autre bannière, mais qui offre des deux côtés une résistance opiniâtre, trouvant sa force dans des éléments tout différents : d'un côté, l'amour du progrès qui fait braver les études les plus ingrates et les plus pénibles, et qui donne à ses généreux sectateurs, pour prix de tant de travaux et de fatigue, ce que n'ont point leurs adversaires : *une conviction.* Soutenus par cette force immense qui les met, dans leur conscience, bien au-dessus des médecins ordinaires, les homœopathes ne peuvent plus s'arrêter pour compter leurs ennemis, l'amour de l'humanité et de la science leur fournit assez de force et de courage pour leur résister, quel que soit leur nombre.

Sous les drapeaux de l'allopathie sont serrés de nombreux champions qui conservent encore une certaine valeur à cause de l'empire de l'habitude et de cette apathie qui domine la multitude des malades, aussi bien que ces ennemis intéressés de tout progrès. Aux débuts de l'homœopathie en France, l'opposition des anciens praticiens fut toute naturelle, leur conduite passait alors pour de la prudence, mais après des milliers de cures opérées sous leurs yeux par les homœopathes depuis 17 ans, continuer de déblatérer contre une médecine si supérieure à la leur, c'est mettre toute pudeur de côté pour persévérer dans une voie que je laisse à mes lecteurs le soin de qualifier eux-mêmes. Souvent dans le monde, et surtout dans des établissements religieux, on m'a fait cette question qui semblait une objection sans réplique contre notre médecine : « *Si Messieurs tels et tels, hommes loyaux et de principes incontestables, avaient la preuve de l'efficacité de l'homœopathie, croyez-vous donc qu'ils ne l'adopteraient pas immédiatement ?* » Tous les jours, j'acquiers malheureusement la preuve du contraire; déjà, il y a longtemps, dans ma brochure ayant pour titre : l'*Homœopathie exposée aux gens du monde*, j'ai développé les motifs de leur opposition permanente et irrévocable, en ce moment, je me bornerai à un seul fait qui portera la conviction dans l'esprit de mes lecteurs.

Une jeune femme de 25 ans, affectée d'une ophthalmie légère est traitée par le médecin de sa province, qui emploie les moyens usités en pareil cas. Les progrès du mal ne sont point enrayés, l'état des yeux, en quinze jours, devient des plus alarmants. Le mari de cette dame que j'avais guéri, deux ans auparavant d'une affection très grave, l'amène à Paris et réclame mes soins. Le diagnostic était facile : *ophthalmie purulente* au dernier degré de gravité, le pronostic douteux; j'espérais la guérison, je ne pouvais rien promettre. Effrayé des chances contraires que je signalais, et de la responsabité qu'il lui fallait prendre vis-à-vis de la famille de sa femme, M. P. voulut avoir l'avis de l'une de nos célébrités chirurgicales. M. ******, le lendemain, après avoir examiné attentivement Mᵐᵉ P. s'exprima devant moi, en ces termes : « *Il n'y a pas plus grave dans ce genre d'affection, les yeux sont extrêmement compromis; cependant, si l'on me donne carte blanche, j'espère, en huit jours amener un mieux très prononcé; la cure complète exigera ensuite un traitement fort long.* » Il indiqua avec détails le traitement qu'il comptait employer, on lira plus loin la consultation écrite de M. ******, que je citerai textuellement, car elle est entre mes mains, ainsi qu'une autre pièce probante que j'avance. J'annonçai à cet habile chirugien que la maladie ne serait en rien modifiée par cet médication; cependant, après de grandes hésitations, M. P. pria M. ****** d'entreprendre le traitement. Je déclarai aussitôt que *je ne voulais en rien y coopérer, que je ne visiterais plus la malade sans son médecin,* enfin, que je ne donnerais mon avis sur son état ultérieur, que loin d'elle, et seulement si l'on me le demandait.

Après cinq jours du traitement le plus actif, le Dʳ ******, sur la demande expresse de M. P. lui remit la consultation suivante pour être envoyée au père de la malade :

« Les médecins soussignés, appelés à donner des soins à Mᵐᵉ P., ont reconnu l'existence d'une *ophtalmie purulente grave* : du côté gauche, la cornée transparente déjà opaque, dans une grande étendue, ne permettait pas de distinguer l'ouverture de la pupille. Du côté droit, l'iris adhérait vers la partie inférieure à

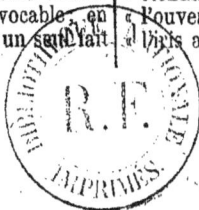

« un point opaque de la cornée. La pupille
« était petite, déformée, et non contractile:
« la vue était nulle à gauche, faible, con-
« fuse et douloureuse à droite. Dans cet
« état, il y avait lieu de concevoir les ap-
« préhensions les plus sérieuses. »

Les moyens employés jusqu'à ce jour (1)
ont consisté dans :

1° L'obscurité absolue de la chambre de
la malade.

2° La saignée du bras et l'application de
sangsues aux tempes.

3° L'application d'un large vésicatoire à
la nuque.

4° L'application de ventouses sèches vers
les régions temporales et mastoïdiennes.

5° Des frictions avec un mélange d'onguent mercuriel et d'extrait de belladone
autour des yeux.

6° Des lotions et des bains locaux émol-
lients.

7° Des pédiluves et manuluves chauds et
vinaigrés.

8° L'administration de quelques révul-
sifs intestinaux.

« L'état de la malade paraît présenter un
« léger commencement d'amélioration (2),
« mais il est encore impossible de porter un
« pronostic précis sur les résultats ulté-
« rieurs. »

Suivent les signatures de M. *******, et
d'un jeune médecin qui faisait les saignées
et les pansements.

Le septième jour de ce traitement Mme P.
était devenue complètement aveugle.

Epouvanté de ce résultat, M. ****** qui
proposait la cautérisation des yeux avec la
pierre infernale, et un large séton à la nuque, préféra ne pas supporter seule une telle
responsabilité et demanda à s'adjoindre trois
de ses confrères en consultation.

Le lendemain, la réunion eut lieu, la malade fut examinée avec soin; et le roi des
oculistes, qui avait été choisi par M. ***avec
deux autres chirurgiens, fit les révélations
suivantes, en présence de M. P. et de moi.

« Après avoir attentivement examiné
« cette pauvre jeune femme, nous avons re-
« connu que l'œil gauche est complètement
« et irrévocablement perdu, les membra-
« nes internes et externes de l'œil sont for-

(1) Cinquième du traitement, avant lequel la
malade voyait encore un peu des deux yeux.
(2) On comprendra sans doute que cette phrase
prodigieusement dubitative n'avait rien de com-
promettant.

« tement enflammées, les humeurs sont vi-
« ciées, ont perdu leur transparence, le pus
« s'est infiltré dans les lames de la cornée,
« l'iris a contracté des adhérences, la pupille
« est déformée, il y a des taies, l'œil a ac-
« quis un volume considérable, il est pourri
« et doit se vider incessamment. Quant au
« droit, il suit la même marche, cependant,
« nous espérons mettre cette jeune dame à
« même de se conduire de son œil droit, à
« l'aide d'un traitement fort actif et long-
« temps prolongé, le voici : saignée du
« bras jusqu'à amener l'état chlorotique ;
« le lendemain, sangsues aux tempes, pur-
« gatifs variés, et frictions sur les cuisses
« avec l'onguent mercuriel jusqu'à amener
« une très forte salivation. » Il s'assura immédiatement de l'assentiment de ses collè-
gues qui l'approuvèrent sans restriction.
Après quoi, se tournant vers moi, fort de
leur appui, il me dit d'un air railleur : « Je
« pense que M. Hoffmann est complètement
« de notre avis, et que dans un cas aussi
« grave, quand les moyens les plus éner-
« giques sont indispensables, il n'y a point
« à songer à la médecine homœopathique? »

Ainsi interpellé, je fis ressortir tous les
inconvénients des émissions sanguines, si
contraires à la constitution de la malade,
et je m'élevai avec indignation contre ces
infâmes frictions mercurielles qui font tomber les cheveux et les dents, détériorent la
poitrine et les voies digestives, et donnent
aux malades une haleine cadavéreuse. J'a-
joutai que je n'admettais nullement le pronostic de ces messieurs, et que, malgré la
gravité du cas, j'entreprendrais encore vo-
lontiers cette pauvre jeune femme, mais
sans prendre aucune responsabilité. La
discussion fut très vive; enfin la malade
me resta. Six semaines après, elle lisait
couramment de ses deux yeux dans un
texte très fin, et tout aussi bien de l'œil
pourri que de l'autre. A cette époque, j'al-
lai voir M. ****** pour lui faire part de
cette cure merveilleuse obtenue uniquement
par des globules homœopathiques; je
l'engageai fortement à venir constater ce
résultat remarquable : il n'y voulut point
consentir. Les trois autres consultants ne
s'en occupèrent pas davantage. L'occasion
était cependant belle, s'ils n'avaient point
eu l'intention formelle de fermer les yeux
pour ne point voir et de continuer leurs
diatribes contre l'homœopathie.

J'ai cité ce fait, parce que M. ******

jouit d'une estime méritée, et possède toutes les vertus privées : que peut-on raisonnablement attendre de la bonne foi de tant d'autres qui se montrent nos adversaires.

—

1849.
Seconde invasion du choléra.

Nos clients se guérissaient eux-mêmes.

Les progrès de l'homœopathie, à Paris sont tels que nos adversaires ne peuvent plus les dissimuler. La pharmacie, déjà tombée bien bas depuis l'invasion de la médecine de Broussais, qui n'admet pour ainsi dire que les sangsues, lutte péniblement contre les envahissements toujours croissants des disciples d'*Hahnemann* Dans tous les quartiers s'ouvrent des pharmacies homœopathiques exclusivement consacrées à la vente de nos médicaments ; et ceux qui se livrent à ces nouvelles entreprises agissent avec une conviction de succès basée sur le nombre considérable des médecins qui chaque jour grossissent nos rangs.

Sans doute, on ne peut guère compter sur la conviction de vieux praticiens à bonne clientèle, pour lesquels il serait trop dur de commencer de nouvelles études ; ils persévéreront, pour la plupart, jusqu'à la fin, dans leur pratique surannée ; mais beaucoup de jeunes médecins, qui ont été témoins des cures merveilleuses que les homœopathes ont opérées pendant la dernière épidémie, se livrent avec ardeur à l'étude de notre science, dont ils étaient naguère les antagonistes, et manifestent hautement leurs nouvelles convictions.

J'ai, entre les mains, une collection fort piquante de lettres qui m'ont été adressées par des médecins de province. Tous me demandent des conseils pour étudier fructueusement l'homœopathie, et confessent candidement leur découragement et le dégoût que leur inspire leur science à laquelle ils ne croient pas, parce que chaque jour ils en constatent l'impuissance.

Parmi ces lettres, figure la correspondance de M. le docteur de Clinchamp, médecin à Orléans. Témoin de cures remarquables que j'avais eu le bonheur d'obtenir sur plusieurs habitants de cette ville, il résolut de me consulter pour son compte, parce que sa santé était gravement altérée depuis longtemps. Pendant son traitement,

que je faisais par correspondance, une épidémie cruelle sévit sur les enfants dans le département du Loiret. Orléans en voyait périr chaque semaine un grand nombre, et les secours de l'art n'y pouvaient rien. La maladie consistait dans une dyssenterie qui enlevait les malades en quelques jours. À cette époque, M. de Clinchamp ne connaissait que l'allopathie. L'une de ses filles fut aussi atteinte, et, traitée par les moyens ordinaires, elle arriva promptement au dernier degré. Son père, au désespoir, m'écrivit une lettre des plus pressantes, en réclamant les secours de l'homœopathie, qui, seule, disait-il, offrait une chance de salut. Deux jours après, cet honorable confrère me remerciait avec effusion, ainsi que sa femme, d'avoir sauvé leur enfant.

Cette cure, si facile pour nous à obtenir, eut un résultat bien heureux pour Orléans, qui n'avait point d'homœopathe, car le docteur de Clinchamp fut converti. Il eut le courage d'abandonner sa famille et sa clientèle, se fixa longtemps à Londres pour profiter des conseils du docteur Curie, médecin français qui s'y est fait une immense réputation, et se trouve à la tête d'un hôpital dû à la reconnaissance d'Anglais sauvés par l'homœopathie. De retour dans ses foyers, le nouveau disciple d'Hahnemann se vit promptement récompensé de ses pénibles études par la confiance qu'il sut inspirer et la considération dont il jouit, car il ne peut suffire à traiter tous ceux qui réclament ses soins.

Il serait superflu de parler avec détails des succès obtenus contre le choléra par les homœopathes de Paris, puisqu'ils ont frappé tous les yeux ; je vais me borner à citer quelques faits fort curieux dus à la philanthropie de personnes étrangères à l'art de guérir.

Dès l'invasion de l'épidémie, j'avais répandu une brochure qui indiquait le traitement complet du choléra, mis à la portée de tout le monde. Parmi les nombreux ecclésiastiques qui entreprirent de soigner les cholériques, je citerai particulièrement M. l'abbé *Baron*, curé de *Sartrouville*, près Maison Laffite, qui, aidé des sœurs de charité résidant dans sa paroisse, obtint de nombreux succès contre le fléau, tandis que jusque-là les médecins ordinaires, malgré tout leur zèle, n'avaient pu sauver un seul malade.

Les grandes calamités enfantent de généreux dévoûments, et signalent à la reconnaissance publique d'obscurs citoyens, dont le noble cœur n'aurait pas même été soupçonné si l'occasion de le mettre à l'œuvre ne s'était présentée ; en voici un exemple : Le choléra décimait la population de Sèvres, tous les moyens étaient impuissants pour le combattre. Le nommé *Drouard*, ouvrier à la manufacture de porcelaines, abandonne son travail pour se rendre à Paris, et revient pourvu de mes instructions et des remèdes que fournit l'homœopathie. Il traite et guérit successivement sa femme et sa fille. Bientôt le bruit de ces deux cures se répand autour de lui et ranime le courage des habitants consternés. *Drouard* est bien heureux d'avoir guéri celles qu'il aime ; mais, pour lui, plus de repos : le jour, on l'arrache à ses travaux ; la nuit, à son sommeil ; de tous côtés on vient le supplier de sauver des malheureux qui, sans lui, vont périr. Vainement il s'écrie : *Je ne suis pas médecin ;* il ne peut résister au désespoir de ses concitoyens, et ne cesse, jour et nuit, avec le plus complet désintéressement, de leur prodiguer des soins assidus, aux dépens même de sa santé, car il n'est pas robuste et n'a pour soutenir sa famille que le produit de sa journée. Elle fut bien douce sa récompense, puisqu'il eut le bonheur de sauver tous ceux qu'il entreprit. Vingt-deux cholériques, dont seize très gravement affectés, furent rendus par lui, en peu de jours, à la santé ; cependant sa joie ne devait pas être sans mélange.

Deux médecins de Sèvres, ayant fait constater par témoins qu'il avait soigné des malades sans titre légal, déposèrent contre lui une plainte au tribunal de Versailles, et il subit un long interrogatoire, entre les mains du juge de paix de Sèvres, comme atteint et convaincu d'avoir guéri vingt-deux cholériques sans en avoir le droit. Comme témoins à décharge, s'avançaient les vingt-deux ressuscités. Une perquisition avait été faite au domicile de l'accusé, où la trousse homœopathique et l'instruction pratique pour le traitement du choléra avaient été saisis. Cependant, au bout de quelques jours, M. le juge de paix, qui avait constamment eu pour *Drouard* les plus grands égards, lui rendit ses médicaments, et ne trouva, pour le réprimander au nom du tribunal où il ne comparut pas, que les paroles les plus honorables et les plus flatteuses. J'ai pris sur moi de raconter la belle conduite de *Drouard* pour fixer l'attention de l'autorité sur cet estimable citoyen, qui, sans avoir rien demandé, aurait mérité autant que qui que ce soit de participer aux récompenses nationales.

—

Il n'y a point d'effet sans cause.

Quelque chose ne peut naître de rien.

La vérité que signale le titre de ce chapitre paraît tellement banale, qu'il semble tout à fait superflu de s'y arrêter ; cependant, nos plus fameux médecins, chez lesquels la réflexion devrait jouer un grand rôle, disent chaque jour, avec une imperturbable assurance, que voulez-vous qu'on fasse à votre maladie ? *C'est nerveux,* ou bien, *c'est goutteux, il faut vivre avec votre ennemi.* Qu'en certains cas, les nerfs soient principalement malades, on cela rien d'impossible ; mais leur maladie n'est qu'un effet, quelle en est la cause ? C'est ce que ces savants ne savent pas, ou ce dont ils ne veulent ou ne peuvent tenir compte. Cependant les maladies nerveuses cèdent merveilleusement à l'homœopathie, parce que nous recherchons et combattons avec le plus grand soin le vice héréditaire ou acquis dont dépend la maladie ; aussi, quand ce mauvais principe, quel qu'il soit, est guéri, la maladie nerveuse, si mal à propos regardée comme incurable, cède très facilement ; c'est ce qu'on peut journellement constater dans le traitement de la migraine, du tic douloureux ou névralgie faciale ; dans les troubles de la vision, de l'ouïe, de l'odorat, du goût et autres maladies nerveuses.

Il en est de même de *la goutte ;* il est absurde de la considérer comme un être à part. Tous les goutteux ont un principe nuisible dans le sang ; leur maladie persévère et s'aggrave tant qu'on ne les a pas débarrassés de leur ennemi, que les allopathes ne s'entendent pas à combattre et bien moins encore à détruire. L'expérience prouve que quand cette maladie n'a pas été contrariée par de mauvais traitements et que le mal n'est pas arrivé à un degré très grave, elle peut guérir parfaitement avec les secours de notre médecine, qui est également efficace dans toutes les affections rhumatismales, regardées aussi comme *incurables* par les plus célèbres praticiens.

Que nos savants professeurs se rappellent donc qu'il faut avant tout reconnaître la cause des maladies, et qu'on ne peut obtenir aucun bon résultat en s'en prenant uniquement à des effets.

Maladies causées par l'état du moral.

Les sangsues n'ont rien de rationnel contre ce genre d'affection.

On a déjà reconnu, par tout ce que j'ai dit sur les virus, pourquoi la médecine ordinaire a si peu de succès dans les diverses maladies chroniques qui en résultent ; il est bon de constater que, dans les affections qui nous occupent, sa nullité se montre encore plus effrayante. Un grand nombre de maladies aiguës fort redoutables, doivent leur origine immédiate à l'influence des passions : le chagrin, une joie vive, la colère, l'indignation concentrée, la terreur, une inclination contrariée, la jalousie, peuvent développer en peu de temps les symptômes morbides les plus alarmants. Ces symptômes, quels qu'ils soient, cèdent ordinairement en peu de temps à l'action des remèdes homœopathiques. J'ai guéri, en quelques heures, des *fièvres cérébrales*, des *aliénations mentales*, des *symptômes de choléra*, des *péritonites puerpérales*, des *crachements de sang et autres hémorrhagies graves*, reconnaissant pour cause une impression morale très vive. Presque tous ces malades auraient succombé aux sangsues et autres moyens épuisants généralement usités, ou ceux qui auraient résisté se seraient ressentis le reste de leurs jours de ce genre de traitement. C'est dans ces cas remarquables que la supériorité de l'homœopathie, sur l'ancienne médecine, est évidente pour tout juge impartial ; aussi, pour renoncer à jamais à l'allopathie, suffit-il d'avoir été témoin d'une seule de ces cures, qui sont fort communes parmi nous, et dont il n'y a vraiment pas lieu d'être fier, car elles sont si faciles à opérer, à l'aide de nos moyens, qu'un homœopathe, même encore novice, ne craint pas de les entreprendre. Il n'en est pas de même des maladies chroniques, qui exigent toute l'expérience et l'habileté d'un praticien consommé.

Maladies des enfants.

C'est sans doute par pitié pour leur faiblesse que Dieu suggéra à Hahnemann l'Homœopathie.

L'homœopathie est une révélation divine dont les bienfaits sont destinés à alléger une grande partie des misères humaines, et qui est appréciée à sa juste valeur par tous ceux qui en ont fait usage. De quelle reconnaissance n'entourent pas le nom d'Hahnemann ceux qui ont eu des enfants gravement malades, et qui ont constaté la différence énorme de l'application et des résultats de la médecine moderne avec les déplorables moyens employés par cette vieille routine qu'on avait décorée du nom d'art de guérir. S'agit-il d'affections aiguës, fièvres éruptives de toute nature, fluxions de poitrine, croup, gastro-entérite, etc., partout le mal est dompté avec une incroyable rapidité, et l'homœopathie en triomphe si vite, qu'on semble douter des ennemis qu'elle avait à combattre. Notre médecine présente aussi les ressources les plus variées contre les symptômes alarmants causés par la dentition et certaines coqueluches !

Combien ne voit-on pas d'enfants, d'une constitution passable, mais un peu lymphatique, devenir scrofuleux par suite de l'usage de la saignée et des sangsues, auxquelles, dans la médecine ordinaire, on est forcé de recourir au moindre symptôme d'inflammation. Quand le sang est ainsi appauvri, la diète, que ne peut supporter un sujet qui grandit et se développe, achève de détruire une constitution de plus en plus débile, et dont la phthisie ne tarde pas à s'emparer. Rien de semblable à redouter dans l'homœopathie : la maladie est enlevée, en peu de jours, à l'aide de remèdes spécifiques, c'est-à-dire qui ont une action directe sur l'organe malade. Aucun moyen affaiblissant n'est employé comme traitement, et en aucun cas le malade n'est privé d'aliments quand il éprouve le besoin de manger ; avec une telle marche, il ne peut y avoir de convalescences ou du moins elles sont fort courtes.

Dans presque toutes les familles, il y a quelque mauvais principe du sang qui se transmet héréditairement ; aussi voit-on chez un grand nombre d'enfants des éruptions croûteuses ou autres, à la face, à la tête ou ailleurs, connues généralement sous le nom de gourme ou croûtes laiteuses : beaucoup d'enfants meurent victimes de la répercussion de ces affections cutanées qui demandent la plus grande attention. L'homœopathie les fait disparaître en assez peu de temps, sans aucune application répercussive, mais avec quelques atômes de médicaments qui détruisent le mauvais principe, véritable cause de l'éruption.

A l'âge de la puberté, que de symptômes fâcheux viennent attaquer les jeunes filles : maladies nerveuses de toute espèce, *gastralgie, danse de Saint-Guy, chlorose, hystérie, menstruation difficile ou trop abondante, flueurs blanches,* etc.; dans tous ces cas où l'ancienne médecine est si souvent impuissante, l'homœopathie brille de tout son éclat, et dans le traitement de ces affections comme partout ailleurs, les remèdes ne peuvent avoir aucune influence fâcheuse, au contraire, la santé générale s'améliore constamment pendant leur emploi. Je termine cet important chapitre en affirmant qu'il n'est aucun cas de maladie aiguë, quelque grave qu'elle soit, y compris le choléra, dont la nouvelle médecine ne triomphe avec certitude quand on appelle *un bon homœopathe*; je dis un bon, car il y a malheureusement beaucoup de médecins qui prennent ce titre et n'entendent à peu près rien à la médecine d'Hahnemann. D'autres, qui ont étudié plus consciencieusement, éprouvent fréquemment des revers, parce que, dans le but de s'attirer des malades, ils se montrent trop accommodants pour le régime. J'ai guéri, grâce à ma sévérité, plusieurs personnes qui avaient été manquées par des homœopathes dont le talent d'ailleurs est incontestable, mais qui n'insistent pas assez sur la nécessité d'un régime exact.

Maladies des femmes.

Un médecin routinier est leur plus dangereux ennemi.

Les affections particulières aux femmes semblent embarrasser les médecins plus encore que les maladies communes aux deux sexes. Que de fautes grossières ne commettent-ils pas quand la nature a besoin d'être aidée ou modifiée au moment de la menstruation ! que de maladies nerveuses ne déterminent-ils point par les émissions sanguines qu'ils répètent sans réflexion ! Que peuvent-ils faire pour soulager les malaises de la gestation ? ils ne sont pas seulement capables d'arrêter les vomissements d'une femme enceinte, ils croient avoir tout fait quand ils l'ont saignée, pratique déplorable qui augmente la faiblesse et la disposition lymphatique qui existent si souvent. Combien ne voit-on pas de jeunes femmes de cette constitution, ayant subi pendant leur grossesse plusieurs saignées, tomber dans un état d'hydropisie utérine, et souffrir on ne peut plus par la distention de la matrice qui renferme une énorme quantité d'eau résultant de l'appauvrissement du sang. L'homœopathie combat efficacement les symptômes que l'on attaque ordinairement par la lancette; elle fait aussi cesser, en peu de temps, les vomissements qui, abandonnés à eux-mêmes, durent quelquefois pendant tout le cours de la gestation.

Après l'accouchement, viennent souvent, faute de bons conseils, les relâchements, chûtes, renversements de matrice, les engorgements de cet organe, l'ulcération de son col, les flueurs blanches débilitantes. Que fait la médecine contre toutes ces souffrances ? rien de rationnel, sa marche est aussi nuisible que banale : *Sangsues, cautérisations, pilules de ciguë, injections narcotiques ou astringentes.*

Aussi, tous ces symptômes de maladie qui ne sont que des effets, sont attaqués sans succès par les médecins ordinaires, parce qu'ils ne connaissent rien qui détruise la cause réelle du mal.

L'homœopathie rend aussi de très grands services pour faire cesser la disposition de certaines femmes aux avortements; la stérilité a souvent disparu sous son heureuse influence.

A propos des affections de matrice, je ne veux pas laisser passer l'occasion d'éveiller l'attention des parents sur une maladie très commune chez les jeunes filles de 15 à 20 ans, et qu'on croyait particulière aux femmes qui ont eu des enfants : Je veux parler de l'abaissement de l'utérus par suite de la faiblesse des ligaments qui suspendent cet organe. Cette fâcheuse disposition, souvent méconnue, amène des accidents graves, gêne la marche, détermine des douleurs de reins et de bas-ventre, des besoins fréquents d'uriner, des pesanteurs, et surtout l'impossibilité de se tenir debout dans l'immobilité. C'est à ce dernier symptôme principalement qu'il est facile de reconnaître la maladie. L'homœopathie peut seule combattre efficacement ce commencement d'une affection qui plus tard devient fort grave, et d'autant plus promptement que les médecins insouciants ne se donnent jamais la peine d'indiquer les précautions à prendre pour empêcher le mal de s'aggraver chaque jour. J'ai eu occasion de traiter beaucoup de ces relâchements chez des jeunes filles dont la maladie avait été complètement méconnue par des praticiens en réputation.

Combien ne faudrait-il pas que je m'étendisse sur le traitement des engorgements, des glandes que la compression et les autres traitements actuellement en vogue font ordinairement dégénérer en cancer. Alors arrive l'opération chirurgicale qui, dans la plupart des cas, accélère la fin de la malade, ce dont il est facile de s'assurer, car on voit peu après l'opération, l'autre sein s'entreprendre, puis, quand il a été opéré à son tour, le vice interne s'emparer de la matrice qui s'ulcère et passe promptement à l'état cancéreux sous l'influence des cautérisations répétées avec le nitrate d'argent.

Si tant de maris ne rencontrent pas chez leur femme la santé et l'égalité de caractère sur lesquelles il avaient compté, c'est le plus souvent aux allopathes qu'ils doivent ce désappointement. Les traitements débilitants font baisser les forces et irritent le système nerveux, à tel point que ces malheureuses victimes de la routine médicale ne peuvent supporter la moindre fatigue et tombent dans un état de surexcitation qui réagit de la manière la plus fâcheuse sur leur moral.

Vous tous qui tenez à ce que votre femme conserve ses qualités physiques et morales, rappelez-vous que les homœopathes peuvent seuls prévenir le changement que vous avez à redouter, et que si déjà l'allopathie a modifié d'une manière fâcheuse sa bonne constitution, la nouvelle médecine se charge de réparer tout le mal.

Maladies réputées chirurgicales.

Un chirurgien sans conscience est un bourreau sans pitié.

Les chirurgiens sont ennemis jurés de l'homœopathie; cependant, que de malades succombent après des opérations habilement pratiquées, qui guériraient infailliblement si l'homœopathie leur venait en aide. Que d'inflammations, que de fièvres, que d'accidents nerveux céderaient en peu d'heures aux remèdes découverts par Hahnemann! Pourquoi ces messieurs repoussent-ils les bienfaits de la nouvelle médecine? C'est parce que, si l'homœopathie devenait la médecine usuelle, la moitié des opérations qu'ils font deviendrait inutile. En effet, si l'on excepte les causes accidentelles, les violences extérieures qui déterminent les luxations et les fractures pour lesquelles la main du chirurgien est nécessaire, certains accouchements laborieux ou contre nature, et quelques cas très rares d'opérations pour les affections des voies urinaires, pour des hernies étranglées et quelques maladies des yeux, toutes les autres affections, qui dégénèrent en cas fort graves sous l'influence du mauvais traitement qu'on leur oppose, seraient promptement guéries par l'homœopathie sans opération. Les symptômes les plus effrayants sont toujours dus aux vices du sang héréditaires ou acquis; les allopathes emploient les moyens répercussifs, les cautérisations, toujours funestes, pour combattre ces mauvaises dispositions, qui deviennent rebelles à tout remède et procurent de nombreuses opérations à faire.

Quand l'homœopathie sera consciencieusement pratiquée partout, les chirurgiens ne tarderont pas à s'en ressentir. Leur grande fortune vient maintenant de ce que les gens du monde se méprennent sur leurs capacités et regardent comme de leur ressort des maladies qui ne sont développées et entretenues que par un vice interne contre lequel le fer du chirurgien ne peut rien, car il s'en prend uniquement à un effet et ne détruit pas la cause.

Maladies des yeux.

Confier sa vue à l'allopathie, c'est mettre à une loterie où l'on gagne bien rarement.

Il n'est point d'affection sur laquelle le charlatanisme médical s'exerce avec plus d'impudence et d'impunité. Des centaines de malheureux sont journellement privés de la vue par l'ignorance des *oculistes*, et plus ces messieurs ont la vogue, moins ils se donnent de peine pour sortir de la déplorable ornière où ils pataugent, au grand détriment de la santé et de la bourse des malades.

Il est à Paris, dans cette spécialité, des réputations énormes basées on ne sait absolument sur quoi. Tel *oculiste* est en tête de ceux qui traitent les yeux; il y est parce qu'il y est. Mais d'où lui vient cette célébrité dont personne ne peut se rendre compte et qui doit l'étonner autant que n'importe qui? A-t-il un spécifique précieux pour tel ou tel genre d'affection rebelle? Il n'en est rien : son traitement, on le croirait coulé dans un moule; il est pour tous les cas toujours le même : *saignées, sangsues, ventouses, vésicatoires, sétons, purgatifs, frictions avec l'onguent mercuriel ou l'extrait de Belladone.* Cependant il n'y a pas d'effet sans cause; le simple bon sens doit le faire supposer; mais un *oculiste* ne va pas chercher si loin : il y a de l'irritation et de l'inflammation, donc il faut saigner à blanc; puis, l'inévitable appareil de supplice et d'empoisonnement indiqué ci-dessus. C'est pitié qu'au dix-neuvième siècle ces turpitudes médicales aient encore un libre cours! Bien plus, elles sont la source de réputations colossales, et par suite d'immenses fortunes. En vérité, si l'on excepte de l'art de l'*oculiste* trois ou quatre cas dans lesquels, par une opération bien faite, ils rendent de véritables services, il serait beaucoup plus avantageux, pour les malades, de s'en rapporter à la nature que de laisser détruire leur constitution par des traitements trop souvent homicides.

L'homœopathie à des succès prodigieux dans toutes les maladies des yeux; sa marche est d'une rapidité qui étonne : il n'est pour ainsi dire pas de cas grave qui ne puisse être guéri ou du moins bien soulagé par la nouvelle médecine, qui, loin de débiliter la constitution, l'améliore d'une manière notable. Cependant nous ne pouvons absolument rien dans les cas de cécité par suite de cautérisation avec le nitrate d'argent.

Les avantages du traitement que nous proposons sont précieux pour tous les malades, mais ils sont encore plus saillants quand il s'agit de jeunes enfants de constitution lymphatique, si disposés à tourner aux scrofules sous l'influence de la médication ordinaire, qui, indépendamment de ses procédés affaiblissants, présente les plus grandes difficultés dans son application, à cause des douleurs qu'elle excite et du dégoût qu'elle procure.

—

Maladies chroniques.

Elles sont toujours difficiles à guérir, mais elles ne sont point incurables.

Ces affections, d'une nature particulière, rebelles jusqu'ici aux secours de l'art, sont une source de fortune pour la médecine, et font le désespoir des malades, qui n'entrevoient aucune chance de guérison dans l'avenir. La cause des maladies chroniques réside dans un vice du sang, qui est transmis héréditairement ou que l'on contracte dans le cours de la vie. Ceux qui reçoivent un mauvais principe de leurs parents, le doivent réellement aux médecins qui traitent les affections contagieuses de la peau ou autres, par les moyens répercussifs. Tout individu attaqué de la gale, chez lequel on emploie les frictions et les bains, n'est point guéri; cette éruption quitte facilement son siège primitif, qui est la peau, pour rentrer et attaquer les organes intérieurs. Il n'est point une seule affection, quelque grave qu'elle soit, quelque forme qu'elle revête, qui ne puisse se développer sous cette terrible influence à laquelle il faut attribuer la plupart de ces morts subites, de ces invasions formidables d'un mal qui frappe brusquement et laisse à peine le temps de se reconnaître.

Ce qu'il y a de plus triste pour l'humanité, c'est que de pareils traitements ne sont pas seulement l'œuvre d'obscurs médicastres; nos médecins à grande réputation n'en connaissent point d'autres : il les emploient sans hésiter, je ne dirai pas croyant bien faire, mais sans doute faute de mieux. Avant l'apparition de l'homœopathie, on pouvait, jusqu'à un certain point, excuser cette pratique redoutable, car il n'y en avait point d'autre : il fallait à tout prix débarrasser le malade, qui portait une éruption dont la présence était insupportable. Le médecin ne connaissait que les répercussifs, les employait habituellement, et faisait remarquer à son pauvre client que ses mains étaient devenues nettes; il se gardait surtout de lui annoncer les maux que cette déplorable médication lui assurait dans l'avenir. Tout praticien qui, dans le traitement d'une maladie contagieuse, emploie des moyens externes, astringents ou répercussifs, les injections de même nature, les cautérisations et autres traitements analogues, agit contre les règles de toute prudence, vicie la constitution de son client, et fait ce qu'il faut pour que, le reste de ses jours, il soit continuellement malade, que ses enfants soient entachés du vice scrofuleux, et que cette plaie de l'époque se perpétue de génération en génération. C'est de la répercussion des virus que naissent *la goutte, le rhumatisme, les maladies nerveuses*, et toutes les affections rebelles aux ressources ordinaires de la médecine. Les gens de l'art ne s'empressent pas d'y assigner une cause; ils ne vont point dire à leur client : *Tout ce que vous ressentez de fâcheux, c'est à notre imprudence ou à notre ignorance que vous le devez;* et ils aiment mieux répéter avec candeur : *c'est goutteux, c'est rhumatismal, c'est nerveux;* *il faut vivre avec votre ennemi; que de faire leur meâ culpâ* et renoncer à une pratique aussi facile que lucrative.

Malheureux malades, quand ouvrirez-vous enfin les yeux, quand cesserez-vous de donner votre confiance à des médecins plus dangereux, cent fois, que la maladie qui vous importune, et qu'un traitement absurde va perpétuer chez vous et vos descendants? Souvent la reconnaissance et une ancienne amitié vous lient à votre médecin; moi, je brave bien des haines pour vous éclairer; mon amour de l'humanité me donne un grand courage, profitez de mes conseils, songez que vous faites une bonne action si vous renoncez à l'allopathie; car votre sage détermination entraînera bientôt infailliblement tous ceux qui attendent vainement un soulagement; et quand les ennemis du progrès se verront abandonnés par leurs clients, ils penseront avec raison que l'heure est arrivée d'étudier la nouvelle médecine, et de renoncer aux pratiques pernicieuses de l'ancienne.

Nota. Je n'ai pas voulu, dans cette brochure, entreprendre la défense de l'Homœopathie, et la réfutation de tout ce que nos adversaires reproduisent à satiété contre nous; c'eût été faire un double emploi, puisque j'ai déjà consciencieusement rempli cette tâche dans une brochure intitulée; *l'Homœopathie exposée aux gens du monde*, en voici la table des matières :

TABLE DES MATIÈRES.

—

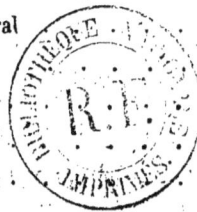

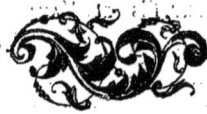

Paris. — Typographie et lithographie de A. APPERT fils et VAVASSEUR, passage du Caire, 54.

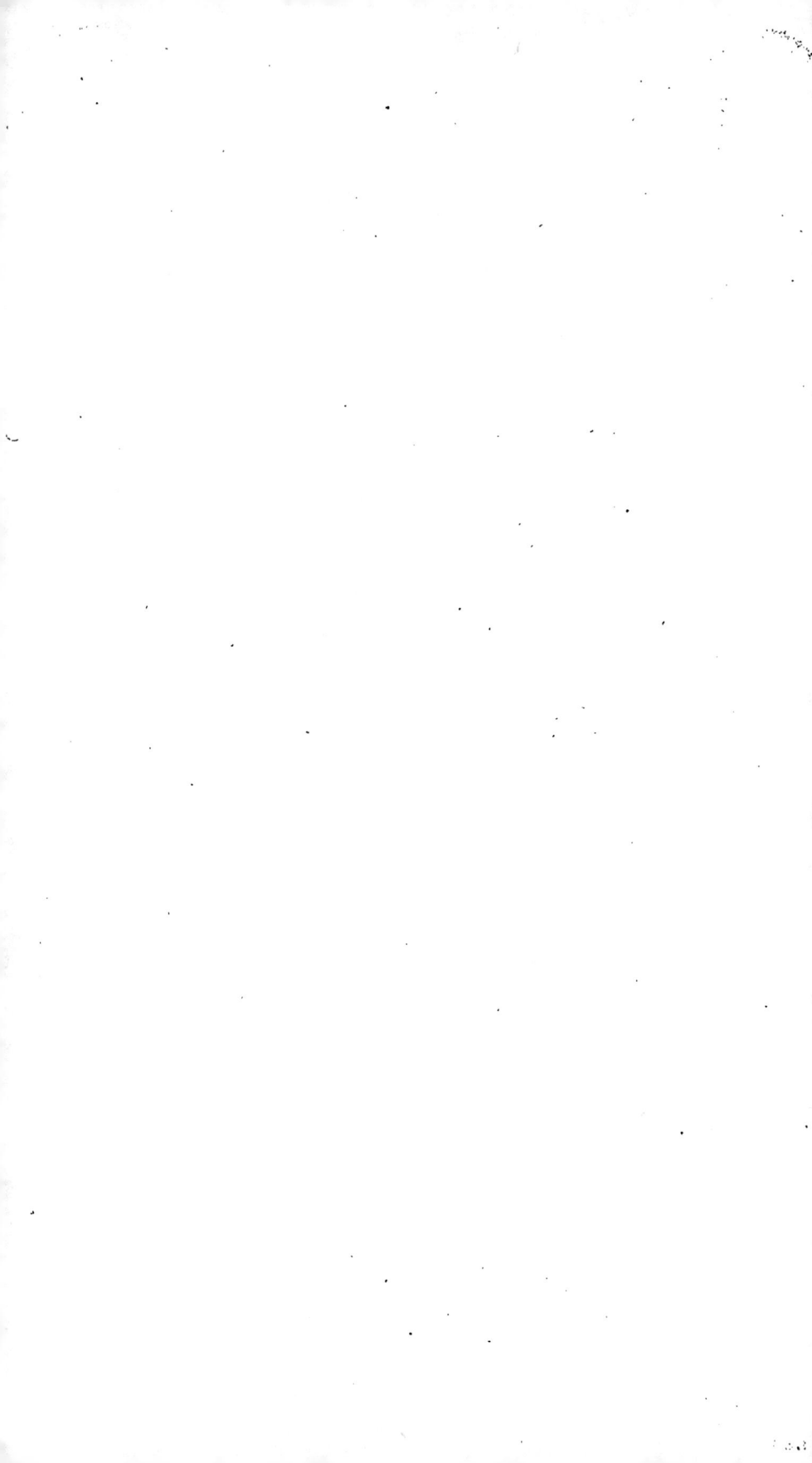

www.ingramcontent.com/pod-product-compliance
Lightning Source LLC
Chambersburg PA
CBHW050406210326
41520CB00020B/6479